RECHERCHES

SUR

LE VITILIGO

MONOGRAPHIE ACCOMPAGNÉE DE TROIS PLANCHES

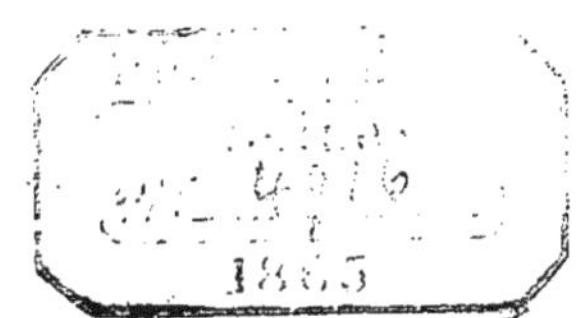

ET PRÉCÉDÉE DE

CONSIDÉRATIONS GÉNÉRALES

SUR LA FONCTION CHROMATOGÈNE DE LA PEAU DE L'HOMME.

PAR LE DOCTEUR D.-M. LÉVI.

PARIS

LIBRAIRIE DE LA MÉDECINE, DE LA CHIRURGIE ET DE LA PHARMACIE MILITAIRES

VICTOR ROZIER, ÉDITEUR,

RUE CHILDEBERT, 11,

Près la place Saint-Germain-des-Prés.

1865

RECHERCHES

SUR

LE VITILIGO

MONOGRAPHIE ACCOMPAGNÉE DE TROIS PLANCHES

ET PRÉCÉDÉE DE

CONSIDÉRATIONS GÉNÉRALES

SUR LA FONCTION CHROMATOGÈNE DE LA PEAU DE L'HOMME.

PAR LE DOCTEUR D.-M. LÉVI.

PARIS

LIBRAIRIE DE LA MÉDECINE, DE LA CHIRURGIE ET DE LA PHARMACIE MILITAIRES

VICTOR ROZIER, ÉDITEUR,

RUE CHILDEBERT, 11,

Près la place Saint-Germain-des-Prés.

1865

Imprimerie de Cosse et J. Dumaine, rue Christine, 2.

RECHERCHES

SUR

LE VITILIGO.

CONSIDÉRATIONS GÉNÉRALES

SUR LA FONCTION CHROMATOGÈNE DE LA PEAU DE L'HOMME.

L'étude de la fonction chromatogène est toute moderne. Il est vrai que, dès les temps les plus reculés, les savants, frappés de la coloration noire de la peau des nègres, une des manifestations les plus éclatantes de cette fonction, ont cherché à en découvrir la cause; mais, sur ce point, les opinions les plus singulières, les théories les plus étranges se sont produites successivement dans la science.

Le crime de Caïn, la conduite irrespectueuse du fils de Noé, le miracle de Josué ont été signalés, tour à tour, par les théologiens, comme la cause de cette coloration, que les mythologues rapportent à Phaéton (1), et que beaucoup de philosophes et de naturalistes attribuent à l'ardeur du soleil.

D'après Leibnitz, la chaleur dont notre globe a été péné-

---

(1) *Sanguine tùm credunt in corpora summa vocato*
Ethiopumpopulos nigrum traxisse colorem....
(Métamorph. d'Ovide, liv. 2.)

tré, dès son origine, ne serait pas étrangère à la production de ce phénomène.

Tyson, dans son Anatomie, le considère comme le résultat d'une combinaison de soufre et de mercure contenus dans le sang, et d'une humeur vitriolique qui s'unit au réseau muqueux.

« La couleur noire de la peau du nègre, dit Blumenbach, est produite par du carbone en excès, que la transpiration laisse précipiter chez les gens de cette race, et qui, chez les blancs, se transforme en acide carbonique. »

Pour Vossius, c'est une maladie analogue à la ladrerie, et qui s'est transmise par hérédité.

S'il fallait en croire Maupertuis, l'ovaire de la première femme aurait renfermé des œufs de différentes couleurs, et, le jour où la source des œufs noirs serait épuisée, l'Ethiopien ne produirait plus que des blancs.

Ne nous arrêtons pas davantage à ces théories surannées, et voyons ce que nous apprennent, sur ce sujet, les travaux scientifiques modernes.

La microscopie et la chimie ont élargi le cercle de nos connaissances anatomiques ; grâce à ces moyens nouveaux d'investigation, nous possédons aujourd'hui des notions plus précises sur les différentes couches dont se compose la peau de l'homme, sur les éléments constitutifs de chacune d'elles, et sur les fonctions multiples qui lui sont dévolues. Dès 1840, Henlé a démontré, et tout le monde admet aujourd'hui, que le pigment de la peau du nègre a son siége dans le corps muqueux de Malpighi, et qu'il est constitué par des cellules transparentes, contenant, dans leur cavité, des granulations d'une extrême ténuité et de couleur brune. Plus tard, les recherches de M. Simon, de Berlin, ont montré que la peau de tous les hommes, blancs ou noirs, a une fonction normale de pigmentation ; que l'activité de cette fonction varie suivant les races, et, chez les individus d'une même race, suivant les différentes parties de leur corps, avec le climat, l'alimentation, l'exposition aux influences atmosphériques. Dans les races blanches, la fonction chromatogène est presque à l'état latent, surtout dans les parties vêtues du corps ; mais elle peut se réveiller sous l'influence de causes variées.

Les cellules pigmentaires, condition anatomique de la coloration de la peau de l'homme, ont la même forme que les autres cellules du corps muqueux ; ce qui les en distingue, c'est la présence, autour de leur noyau, de granules pigmentaires.

Lorsque la teinte de la peau est claire, le pigment occupe seulement le voisinage des noyaux, et, très-souvent, on ne rencontre qu'une seule couche de cellules pigmentaires. Cette teinte sera d'autant plus foncée qu'il y aura plus de couches de cellules pigmentaires et que chaque cellule renfermera plus de granules.

Nous ne connaissons pas seulement le siége anatomique, la forme et la disposition de la matière pigmentaire, la chimie nous a révélé sa composition et quelques-unes de ses propriétés, elle nous a mis sur la voie de son origine et de son mode probable de formation.

Mais, si nous savons que le pigment se trouve dans des cellules, qui elles-mêmes sont incolores, qu'il est remarquable par sa richesse en carbone (60 à 70 p. 100), que sa composition se rapproche de l'hématine, dont il paraît être une transformation (1), beaucoup de choses encore nous échappent. Savons-nous, par exemple, où s'opère cette transformation d'un élément du sang en matière pigmentaire? Est-ce dans la cellule qui la renferme, est-ce en dehors d'elle? Sous quelle influence se produit cette métamorphose, et dans quel but? Quelles sont les causes physiques ou organiques, physiologiques ou pathologiques qui peuvent activer, ralentir, troubler ou supprimer la fonction pigmentaire?

D'après M. Virchow, les cellules à pigment sont produites dans les points les plus divers de l'économie par la métamorphose directe des éléments épidermoïdaux dont le contenu se colore quelquefois par imbibition ou se change en pigment par une transformation métabolique (*Pathologie cellulaire*, p. 33). Cette explication est vague et éclaire peu la question.

Les rapports, presque constants, que l'on a découverts entre les altérations des capsules surrénales et la maladie d'Addison, ont fait penser à M. Brown Sequard que ces organes, dont le rôle physiologique est inconnu jusqu'à présent, pouvaient bien avoir pour fonction de modifier d'une manière spéciale une substance douée de la propriété de se transformer en pigment. La différence de volume, signalée par quelques anatomistes, entre les capsules surrénales des

---

(1) L'hématine renferme un peu moins de carbone et un peu plus d'hydrogène que le pigment.

nègres et celles des blancs, semble venir à l'appui de cette opinion.

Dans des expériences faites sur des animaux, M. Brown Sequard a remarqué que les plaies de la moelle épinière produisaient une hypérémie des capsules surrénales. Cette influence de la moelle épinière sur les capsules surrénales mérite toute l'attention des observateurs, d'autant plus que l'existence d'une relation entre l'axe cérébro-spinal et la fonction pigmentaire a déjà été démontrée par Lister.

Dans un travail présenté à la Société royale de Londres, en juin 1857, ce savant expérimentateur démontre que les changements de couleur que l'on observe dans la peau de la grenouille, sous l'influence de causes capables d'activer le fonctionnement du système nerveux, sont dus à l'action des nerfs distribués à la peau. « On voit, dit-il, le pigment « dans les cellules ramifiées, sous forme de petites granu- « lations sombres suspendues dans un fluide incolore dans « lequel elles paraissent se mouvoir librement. Lorsque la « peau de l'animal est très-pâle, le pigment est accumulé « au centre des cellules ; dans le cas contraire, il est ré- « pandu dans les cellules et leurs branches ou ramifica- « tions. Cette accumulation vers le centre est un phéno- « mène morbide et arrive à la mort de l'animal. »

Wittich, de Kœnigsberg, pensant, avec Lister, que les mouvements des granules pigmentaires, dans l'intérieur des cellules, ne pouvaient se faire que sous l'influence du système nerveux, fit des recherches expérimentales pour déterminer quel était le mode de connexion de ce système avec l'appareil pigmentaire ; il arriva à cette conclusion :

que chez la grenouille l'appareil pigmentaire se trouvait, sous ce rapport, dans les mêmes conditions que le cœur et les intestins.

Examinant les faits à ce point de vue, Lister conclut de ses recherches que l'axe cérébro-spinal joue le rôle principal, si ce n'est exclusif, dans la régularisation de la fonction pigmentaire.

Les conclusions de Lister, rapprochées des expériences de Brown Sequard, ont une importance réelle ; mais nous ne saurions encore attribuer la chromatogénie aux capsules surrénales jusqu'à production de preuves plus positives.

Les causes qui stimulent ou qui affaiblissent la fonction pigmentaire sont aussi nombreuses que sont variées les voies par lesquelles s'exerce leur action. Les enfants, chez tous les peuples, blancs, noirs, bruns ou cuivrés, se ressemblent, à peu de chose près, par la couleur, au moment de leur naissance. Le négrillon est rose aussi bien que le Français, l'Arabe ou l'Indien. Ce n'est qu'au bout de trois jours que l'Éthiopien prend la couleur de sa race. Conclure de ce fait que le pigmentum n'existe pas avant la naissance serait commettre une erreur physiologique. Il n'apparaît, il est vrai, et en petite quantité, qu'à une époque très-avancée de la vie intra-utérine ; mais il existe, avant la naissance, chez tous les individus, les albinos exceptés. Ce que l'on peut conclure, c'est que l'air et la lumière sont nécessaires à son développement ultérieur, l'un agissant probablement sur le sang, par l'intermédiaire de la respiration, l'autre sur le système cérébro-spinal, par l'intermédiaire des nerfs de la peau.

L'influence des rayons solaires sur l'activité de la fonction chromatogène de la peau est puissante. Elle est connue du vulgaire aussi bien que des savants ; mais on a longtemps cru que c'était à la chaleur qu'il fallait attribuer la couleur brune des gens que leur profession expose au soleil. Aujourd'hui on est généralement disposé à croire que ce sont les rayons lumineux, et non les rayons calorifiques qui provoquent le développement du pigment. Telle est l'opinion des hommes les plus compétents dans cette matière.

« Le pigment, dit M. Michel Lévy, se développe sous « l'influence de la lumière solaire, non de la chaleur ; ce « qui le prouve, c'est que les Groenlandais, les Esquimaux « ont la peau brune, les cheveux et les yeux noirs. Dans les « contrées qu'ils habitent, la réverbération de la neige com« munique au jour un vif éclat ; le soleil reste pendant six « mois au-dessus de l'horizon. L'aurore et le crépuscule « ajoutent à ce jour de six mois trois autres mois, et pen« dant les trois mois qui restent, la clarté des étoiles, les « aurores boréales, etc., suppléent à l'action du soleil. » (*Traité d'hygiène publique et privée*, t. 1, p. 369, 4e édit.)

M. Boudin s'exprime dans le même sens dans le passage suivant : « En végétant à l'ombre, les plantes jaunissent « et blanchissent ; l'influence immédiate de l'ombre sur la « peau de l'homme se manifeste, comme chez le végétal, par « la pâleur... Chez l'Européen la lumière affecte les par« ties du corps dénudées, les mains, la face ; les autres « parties, protégées par des vêtements, ne changent pas « sensiblement. Les citadins des deux sexes sont encore « plus blancs sous le linge qu'aux parties exposées à la

« vue ; dans le même pays les habitants des campagnes « sont plus hâlés que ceux des villes ; aux latitudes un peu « distantes, les peuples de la province ou de la nation « diffèrent de teinte dans une proportion sensiblement en « rapport avec l'intensité de la lumière solaire. » (*Géographie et statistique médicales*, t. 2, p. 18.)

Quelques faits cependant semblent indiquer que l'appareil pigmentaire n'est pas tout à fait insensible à l'action directe des rayons calorifiques ; telle est l'expérience du professeur Goodsir qui, ayant placé en plein jour un côté d'un caméléon pendant un temps très-court devant un feu rouge sombre, vit ce côté devenir plus foncé, tandis que le côté opposé conserva sa couleur vert pâle ; tel est encore le fait rapporté par le docteur James Bates de Maryland, d'une négresse qui, blanchie par un vitiligo, vit apparaître sur son corps des taches de rousseur chaque fois qu'elle s'approchait du feu de la cuisine.

Les agents physiques ne sont pas les seuls excitateurs de la fonction chromatogène. L'appareil pigmentaire acquiert quelquefois une activité remarquable liée à certaines conditions organiques. C'est ainsi qu'au moment de la puberté, en même temps que la voix se modifie, que les organes sexuels se développent, que les traits s'accentuent avec plus de vigueur, la teinte de la peau devient généralement plus foncée ; du pigment se dépose aux parties génitales, en même temps que des poils s'y développent ; les cheveux, dont la coloration tient probablement aux mêmes causes que celle de la peau, deviennent souvent bruns de blonds qu'ils étaient auparavant.

On sait que c'est à l'âge viril que le nègre atteint son plus beau noir. Le docteur Laycock pense qu'il existe une relation entre l'intensité de la couleur de la peau et les forces nerveuses ; on voit en effet la coloration pâlir en même temps que les forces déclinent. Les cheveux des Européens blanchissent avec l'âge, ceux des nègres deviennent gris, et leur peau du noir tourne au jaune. Que se passe-t-il ? Le pigment subit-il une modification dans l'intérieur de la cellule ; change-t-il de composition ou bien n'est-il plus sécrété ?

Ce qu'il y a de certain, c'est qu'en même temps que les parties extérieures perdent en couleur, le pigment s'accumule en grande quantité dans quelques organes internes, notamment dans les ganglions bronchiques et les cellules ganglionnaires du cerveau, qui deviennent noires ou brunes, avec les progrès de l'âge.

Il existe un certain nombre de phénomènes pigmentaires, fréquents chez les femmes, et qui paraissent être sous la dépendance des organes de la génération.

Au moment où l'écoulement menstruel va se produire, les grandes lèvres et la partie supéro-interne des cuisses prennent une coloration plus foncée chez un grand nombre de femmes ; chez d'autres, les paupières s'entourent d'un cercle noirâtre.

Les aréoles mammaires, les parois abdominales et la face sont le siége d'une pigmentation exagérée chez les femmes enceintes.

C'est à une excitation sexuelle particulière que Latham croit devoir rapporter la couleur noire des mamelles chez les femmes des Samoyèdes : « *Nuptâ virgine pro primitiis mammæ a marito sugebantur ; multi de nigritudine mammarum scripsere historici ; olim credidi aut gravidas aut fusciores visas fuisse ; quid si hæc mammarum stupratio causa nigritudinis fuerit !* »

Parmi les causes susceptibles de produire des variations physiologiques de pigmentation, il faut mentionner l'alimentation. Son influence doit se faire sentir sur l'homme aussi bien que sur les animaux. Isidore Geoffroy-Saint-Hilaire nous apprend que quelques oiseaux, et notamment le bouvreuil, sont sujets à devenir noirs lorsqu'on les soumet à l'usage habituel d'une nourriture excitante, et surtout du chènevis. (*Histoire des anomalies*, 2e part., l. III, ch. II, p. 328.)

Le même auteur a constaté d'un autre côté, par un assez grand nombre d'observations faites sur les mammifères et principalement sur les singes, que des individus, tenus dans une captivité prolongée et privés d'exercice, subissent insensiblement une altération notable de couleur, et finissent souvent par tomber dans les conditions de l'albinisme imparfait, surtout s'ils ne recoivent qu'une nourriture peu abondante et mal appropriée à leurs besoins.

La matière pigmentaire est-elle destinée à protéger la peau contre l'irradiation solaire ? Tout porte à le croire.

Ev. Home concentre sur son bras nu les rayons du soleil ; sa peau devient douloureuse, et des phlyctènes s'y montrent ; un nègre soumis à la même expérience ne ressent rien, tandis que le nègre du colonel Filcomb, dont l'observation est rapportée dans le quinzième volume de l'*Histoire des voyages*, voit des pustules s'élever sur sa peau, complétement blanchie par un vitiligo, chaque fois qu'il s'expose aux ardeurs du soleil. Chez un jeune Kabyle dont la moitié du corps est décolorée par un vitiligo, nous provoquons une rougeur et des douleurs vives en concentrant des rayons solaires sur les points privés de pigment, tandis qu'aux endroits où le pigment persiste, cette opération est à peine sensible. Les expériences de John Davy confirment les résultats que nous venons de signaler. On peut donc admettre que la couche pigmentaire a la faculté d'empêcher les rayons solaires de brûler la peau de l'homme, quoique la chaleur absolue soit plus forte eu égard à l'absorption des rayons ; mais on ne saurait jusqu'à présent donner d'explication satisfaisante de ce phénomène physiologique, qui semble en contradiction avec les lois de la physique.

Comme toutes les fonctions organiques, la fonction chromatogène est sujette à des troubles pathologiques.

La matière pigmentaire peut se produire d'une façon exagérée tout en conservant sa couleur normale ; elle peut éprouver des modifications, soit dans sa disposition, soit dans sa couleur, et, dans ce cas, donner à la peau une coloration bleue, jaune ou verte. Elle peut enfin être diminuée et même supprimée complétement. C'est de ce dernier état pathologique, connu sous le nom de vitiligo, que nous allons nous occuper dans ce travail.

HISTORIQUE.

Le vitiligo n'est pas une maladie nouvelle; ce n'est ni un produit de la civilisation ni une découverte de la science moderne ; son origine se perd dans la nuit des temps, et il est permis de supposer qu'il existe depuis qu'il y a des hommes et des malades.

Moïse, le premier, fait mention de cette singulière affection cutanée, et je n'hésite pas à croire que c'est d'elle qu'il parle dans le verset suivant du Lévitique : « Un homme ou « une femme qui auront à la peau de leur chair des taches, « des taches blanches, le Cohen voit qu'à la peau de leur « chair il y a des taches ternes blanches, c'est une blan- « cheur qui a fleuri dans la peau, il est pur. » (Liv. 13, § 38 et 39.)

Si l'on admet avec Sprengel que le vitiligo n'est autre chose que l'alphos des Grecs, l'alphos d'Hippocrate, on regrette de ne trouver, dans les œuvres du père de la médecine, aucun détail descriptif sur la maladie qui nous occupe.

Il faut arriver à Celse pour rencontrer le nom de vitiligo, et, de cette maladie, une description qui, sans être complète, en trace les principaux caractères tels que nous les retrouvons dans quelques auteurs modernes. « Vitiligo quoque, « quamvis per se nullum periculum adfert, tamen et fœda « est, et ex malo corporis habitu fit; ejus tres species sunt : « alphos vocatur ubi color albus est, fere subasper et non « continuus, ut quædam quasi guttæ dispersæ esse vi- « deantur ; interdùm etiam latius et cum quibusdam inter-

« missionibus serpit, etc... Melas colore ab hoc differt « quia niger est et umbræ similis ; cætera eadem sunt ; « etc... » (A. Corn. Cels. medicina, liv. v, chap. 28, § 19.) Aëtius emploie indistinctement les mots de *vitiligo* et d'*alphos* pour désigner une seule et même maladie ; « les Grecs, dit-il, l'ont appelé *alphos*, de αλφαινω, changer, parce qu'il y a un changement de coloration de la peau. » Comme Celse, il décrit une vitiligue blanche et une vitiligue noire. (Aëtius, *Tetrabibl.*, liv. 4, serm. 1, chap. 132, p. 188, Lyon 1560.)

Au moyen âge le vitiligo est classé parmi les maladies lépreuses, et décrit sous le nom de *morphée.* La morphée blanche correspondait à l'αλφος, la morphée noire au *melas* de Celse. On en trouve des descriptions fort bonnes dans Ali-Abbas, Sérapion, Avicenne, Théodoric, Guillaume de Salicet, Gordon, Gilbert, Guy de Chauliac, Valescus de Tarente et Mathieu de Gradi. Plenk (*Doctrina de morbis cutaneis*) adopte les idées des anciens ; après avoir décrit l'*alphos*, il fait observer que cette maladie est aussi connue sous le nom de vitiligo.

Lorry décrit sous le nom de vilitigo une maladie pustuleuse ; Willan et Bateman une affection caractérisée par l'apparition à la peau de tubercules blancs mêlés de papules, tandis qu'Alibert, et après lui tous les auteurs modernes, placent dans l'appareil chromatogène le siége de la maladie qui nous occupe, et à laquelle un grand nombre de pathologistes de notre époque ont consacré quelques lignes dans leurs ouvrages. Nous citerons les noms de MM. Rayer (*Maladies de la peau*, t. 3, p. 561 et suiv., Paris, 1835) ; Beaumès (*Nouvelle dermatologie*, t. 2, p. 252, Paris, 1842) ;

Cazenave (*Maladies du cuir chevelu*, p. 279, Paris, 1850) ; Simon (*die Hautkrankheiten*, p. 63, Berlin, 1851) ; Chausit (*Traité élém. des malad. de la peau*, p. 259, Paris, 1853) ; Gintrac (*Cours théorique et clinique de pathologie interne et de thérapie*, t. 5, p. 248 et suiv., Paris, 1859) ; Gibert (*Maladies de la peau*, t. 1, p. 563, Paris, 1860) ; Bazin (*Leçons théoriques et cliniques sur les affections cutanées*, Paris, 1862) ; Laycock (*Clinical researches into morbid pigmentary changes. British and foreign medico-chirurgical review*, avril 1861).

Etymologie, Synonymie, Définition, Division.

Partant de l'idée que le vitiligo est dû à la présence dans le sang d'un miasme particulier, Robert Hoper fait dériver ce mot de *vitium, from vitio, to infect* (*A Compendious medic. Dictionary*, London, 1801). Beaucoup d'auteurs pensent que *vitulus* (veau) a donné naissance à *vitiligo*, et ils expliquent cette étymologie par la ressemblance qu'il y aurait entre la couleur de la peau malade et la chair de veau. Il suffit d'avoir vu une tache vitiligue pour être convaincu que rien ne ressemble moins à de la chair de veau cuite ou crue. Cependant *vitulus* nous paraît être l'étymologie de *vitiligo*, mais pour la raison que voici : lorsque cette maladie atteint un homme de couleur foncée, ce qui arrive le plus fréquemment, ou bien un nègre par exemple, lorsque, sur un fond brun ou noir, apparaissent de larges taches blanches, irrégulières, l'œil est impressionné de la même manière que lorsqu'il voit un veau dont le pigment roux ou noir est parsemé de taches blanches. Cette analogie d'aspect nous a vivement frappé, quand nous avons vu pour la première fois un Arabe atteint de vitiligo. Elle nous a d'ailleurs été signalée, spontanément, par des gens étrangers à la médecine, qui se sont trouvés en contact avec deux de nos malades.

Vitiligo, achroma, chloasma album, alphos, albaras, morphée blanche, lèpre blanche, leucopathie, leucozoonie, leucodermie, éphélides blanches, albinisme partiel, atrophie pigmentaire; tels sont les noms donnés à cette affection.

Le vitiligo est une maladie de l'appareil chromatogène de la peau sans lésion de structure appréciable; il se manifeste par l'apparition de taches blanches en différents points du corps, avec ou sans albification des poils qui les recouvrent. Il est congénital ou accidentel, partiel ou général, simple ou compliqué.

Du vitiligo congénital.

On a longtemps cru, et c'est encore l'opinion de quelques pathologistes, que le vitiligo congénital se rencontrait exclusivement chez les hommes de race noire. On désignait sous le nom de *pies* les nègres qui naissaient avec une ou plusieurs taches blanches sur une partie quelconque de leur corps. L'existence d'une fonction chromatogène de la peau, identique dans toutes les races, quoique développée à des degrés différents, pouvait faire admettre *à priori* la possibilité du vitiligo congénital chez les blancs aussi bien que chez les noirs. Mais toute hypothèse devient désormais inutile ; car la science possède aujourd'hui plusieurs observations authentiques d'Européens nés avec des taches vitiligues. Notons, en passant, que ce fait est une des objections les plus sérieuses que l'on puisse opposer à l'opinion des auteurs qui affirment que la production des nègres pies est due à l'union de négresses albinos avec des nègres qui ont conservé la couleur de leur race.

Quelles sont les causes du vitiligo congénital ? On a pensé que le séjour de la mère dans un lieu obscur et humide pouvait provoquer cette maladie chez le fœtus.

Le père Gumilla, ayant remarqué que la mère d'une négritte pie, dont il rapporte l'observation, aimait beaucoup une chienne bigarrée de blanc et de noir, a cru que c'était là la cause de la production de taches blanches chez l'enfant.

Des passions tristes, une impression morale vive éprouvée par la mère, suffisent-elles, comme quelques médecins le prétendent, pour provoquer un trouble dans la fonction pigmentaire du fœtus ? La chose est possible, mais il n'y a pas, jusqu'à présent, d'observation capable d'étayer une pareille opinion. La syphilis des parents n'est peut-être pas étrangère à la production du vitiligo congénital. Personne n'a, jusqu'à ce jour, porté de ce côté ses investigations ; elles ne seraient peut-être pas infructueuses, car nous verrons, dans la suite, que l'apparition du vitiligo accidentel coïncide souvent avec l'existence manifeste d'accidents vénériens.

Le vitiligo congénital est toujours partiel. Il atteint les

enfants mâles et ceux du sexe féminin. On le rencontre dans les pays chauds comme dans les climats tempérés, chez les blancs et les mulâtres aussi bien que chez les noirs.

Les taches vitiligues n'ont pas de forme déterminée; tantôt arrondies, tantôt ovalaires, elles sont plus généralement irrégulières. Leur dimension est variable; elles occupent indistinctement toutes les régions du corps. On en a trouvé au cuir chevelu, à la face, au cou, à la poitrine, aux aisselles, aux parties génitales, aux bras, aux avant-bras, aux membres inférieurs. La partie malade est blanche, fade, inanimée, plus douce au toucher que la peau saine; les cheveux ou les poils qui la recouvrent sont presque toujours décolorés; dans ce cas, ils sont plus soyeux que les poils noirs; leur diamètre est plus petit, ils sont privés de pigment. Il n'y a ni douleur, ni démangeaison, ni suintement, ni exfoliation épidermique. La sensibilité y est aussi vive que partout ailleurs, et l'épiderme se soulève parfaitement sous l'action d'un vésicatoire.

Les taches du vitiligo congénital restent en général stationnaires; rarement leur couleur se modifie, et leur étendue reste la même pendant toute la vie. Quelquefois cependant, à côté des taches congénitales viennent se développer, sous l'influence de causes variées, des taches de vitiligo accidentel. On rencontre, en même temps que des taches vitiligues, des taches d'hyperchromie également congénitales, comme si la nature, chargée de fournir une quantité déterminée de pigment, voulait donner de quoi remplacer ce qu'une cause morbide l'a empêchée de produire aux parties malades.

Si l'on a signalé quelquefois chez les personnes atteintes de vitiligo un tempérament lymphatique, ou bien une constitution peu robuste, jamais il n'a été fait mention de l'altération de la vue, de la faiblesse de l'intelligence, ni de la disproportion des membres qui sont les attributs de l'albinisme. On ne saurait donc admettre que le vitiligo est un albinisme imparfait ; le premier est une maladie, le second un arrêt de développement.

Le vitiligo congénital n'est pas une maladie grave ; il peut être très-désagréable au point de vue des relations sociales lorsqu'il occupe une région découverte du corps. Tous les essais de traitement que l'on a faits pour le guérir sont restés infructueux.

Observation Ire. — *Vitiligo congénial chez une négresse.* — En 1738 existait, à Carthagène des Indes, une fille de négresse tachetée de blanc et de noir, symétriquement depuis la tête jusqu'aux pieds. Sa tête était couverte de cheveux noirs bouclés, au milieu desquels passait une pyramide de cheveux crépus blancs comme de la neige, dont la pointe aboutissait au sommet de la tête, et la base était sur le milieu des sourcils. La moitié intérieure de ceux-ci était blanche et bouclée, l'extérieure noire et crépue. Au milieu de cette pyramide blanche était une tache noire, régulière comme les mouches de nos dames ; le visage était d'un noir clair avec des taches d'une couleur plus vive. Une autre pyramide blanche allait du cou au creux de dessous de la lèvre inférieure par-dessus le menton. Cette enfant avait aux mains comme des gants noirs, et aux pieds des espèces de brodequins d'un noir clair cendré ; sur la poitrine et les épaules une espèce de pèlerine noire. Le reste du corps était tacheté de blanc et de noir. (*Histoire de l'Orénoque*, par le père Gumilla, t. 1, p. 149.)

OBSERVATION II. — *Vitiligo congénital chez un mulâtre.* — Un mulâtre de dix-neuf mois avait au sommet de la tête une touffe étoilée de cheveux blancs ; il y avait au centre du sinciput deux autres touffes blanches de deux pouces de diamètre. On voyait une bande blanche sur le centre du front ; elle était placée obliquement jusqu'aux sourcils, qui étaient blancs à moitié. Yeux grands, noirs, bien fendus. Au-dessous des pectoraux jusqu'à l'ombilic il y avait une étoile blanche animée à sept pointes. Le teton droit était blanc ; quatre taches étoilées se trouvaient au côté droit de la poitrine, deux taches d'un blanc jaune sur l'hypochondre, une au-dessous du teton droit ; tache blanche sur la verge ; bande blanche parsemée de taches jaune clair depuis la partie interne du bras jusqu'à la partie interne et inférieure de l'avant-bras ; une tache depuis l'olécrâne jusqu'à la partie moyenne et interne de l'avant-bras ; deux taches à la partie supérieure et moyenne des jambes avec nuances brunes. (Arthaud, *Journal de physique*, 2e part., p. 277 et suiv.)

OBSERVATION III.—*Vitiligo congénital chez un blanc.* — Le nommé P....., 20 ans, conscrit, se présente au conseil de révision du département de la Dordogne en 1829. Le tiers environ de la surface de son corps est occupé par de larges taches blanches, irrégulièrement distribuées, dont quelques-unes n'avaient pas moins de huit à dix pouces de diamètre. Là où existait cette dégénération de la peau, les poils étaient blancs et soyeux comme ceux de l'albinos. Les cheveux du derrière de la tête présentaient cette couleur et cet aspect particuliers dans toute la partie située au-dessous de la tubérosité occipitale ; une portion de l'aisselle était dans le même cas. Toute la partie supérieure du pubis était couverte de poils foncés en couleur, tandis que la partie inférieure, plus large du double, formait une zone blanche garnie de poils blancs d'où sortait le membre viril, sur la racine duquel se prolongeaient et la tache du pubis et l'altération du système pileux. Cet individu, très-petit de taille, fut réformé à cause de la faiblesse de sa constitution. Ses chairs étaient pâles, son teint blême ; le système cutané tout entier semblait comme étiolé, et pourtant des taches d'un blanc mat se dessinaient parfaitement sur le fond de la peau, limitées par des lignes flexueuses et arrondies, légèrement déprimées. Cette décoloration est de naissance. (Rennes, *Arch. de médecine*, t. 26, p. 371.)

OBSERVATION IV. — *Vitiligo congénital chez un blanc.* — Un jeune homme de dix-sept ans, de Sainte-Livrade (Lot-et-Garonne), porte depuis sa naissance sur le cou plusieurs grandes taches irrégulières, les unes arrondies, les autres étroites ; elles ne sont accompagnées d'aucune sensation particulière. (Gintrac, *Cours théor. et clinique de patholog. interne et de thérapie*, t. 5, p. 248.)

Du vitiligo accidentel.

Étiologie.

Benjamin Rusch ayant remarqué que, chez un nègre, des taches vitiligues avaient commencé au point où les vêtements exerçaient une certaine pression, et là où le travail produisait un resserrement, crut devoir attribuer à une action mécanique la disparition du pigment qui, d'après lui, serait absorbé par les vaisseaux lymphatiques.

On ne saurait nier l'influence de la pression sur la diminution et même la disparition de la matière colorante. M. Rayer a vu souvent le pigment disparaître à la suite de la pression lente et prolongée d'un bandage herniaire; mais, tout en rapprochant cette décoloration du vitiligo, il ne la confond pas avec cette maladie et n'avance pas qu'elle se produise sous l'empire de la même cause. Il pense que, comme la décoloration non sénile des poils, le vitiligo se produit le plus souvent à la suite de commotions morales vives. Des raisons théoriques militent en faveur de cette opinion, comme par exemple l'identité d'origine et de nature de la matière colorante des cheveux et de la peau, les rapports communs qui existent entre le système cérébro-spinal et l'appareil pigmentaire de la peau et des cheveux, l'apparition des taches d'hyperchromie à la suite de frayeur signalée par quelques auteurs. Mais il n'existe guère d'observation où la relation de cause à effet soit aussi nettement déterminée pour la décoloration de la peau comme pour celle des cheveux. Y a-t-il dans la science un seul cas de vitiligo où l'effet d'une impression morale se soit produit d'une manière aussi nette et aussi rapide sur la peau, que la canitie a eu lieu dans l'observation suivante rapportée par le docteur Parry d'Aldershott :

« Le 19 février 1858, la colonne du général Frank, dans le sud du royaume d'Oude, était engagée contre les rebelles près du village de Chamda. On fit quelques prisonniers ; l'un deux, de l'armée du Bengale, fut amené devant les autorités. On le mit complétement nu ; des soldats l'entouraient ; alors seulement il eut conscience du danger qu'il courait ; il fut pris d'un tremblement violent ; l'horreur et le désespoir étaient peints sur sa figure, il parut anéanti. Dans l'espace d'une demi-heure, tous les cheveux de sa tête devinrent gris ; il avait été d'un noir pur du Bengale ; il était dans sa vingt-quatrième année. »

On pourrait citer pour la canitie un grand nombre de faits qui ne laissent pas le moindre doute sur la nature de la cause déterminante de l'albification des cheveux et des poils ; tandis que pour le vitiligo, c'est à peine si deux ou trois fois, sur un nombre assez considérable d'observations, on signale, non pas l'influence immédiate d'une émotion vive, mais seulement la concomitance de peines morales avec l'albification de la peau. Sans donc absolument nier l'influence des causes morales sur la production du vitiligo, nous ne saurions, quant à présent, leur attribuer un rôle étiologique important.

D'après M. Bazin, le vitiligo se produirait dans trois circonstances différentes : 1° chez les syphilitiques ; 2° chez les arthritiques ; 3° chez les enfants et les jeunes gens qui paraissent exempts de tout vice constitutionnel. Nous partageons jusqu'à un certain point cette opinion ; mais, pour arriver à des notions étiologiques plus précises, voyons les résultats que fournit l'analyse de trente-sept observations plus ou moins complètes recueillies par nous.

Sur trente-sept malades on compte :

Hommes.	28
Femmes.	9
Malades appartenant à la race blanche. .	30
Idem. . . . . à la race noire. . .	7

Age.

De 1 à 5 ans.	1	De 30 à 40 ans..	
5 à 10.	0	40 à 50.	8
10 à 20.	11	50 à 60.	6
20 à 30.	7		

Constitution (notée 31 fois).

1° Forte.	4 fois.	4° Faible.	2 fois.
2° Bonne.	17	5° Détériorée.	4
3° Moyenne.	4		

Tempérament (noté 15 fois).

Tempérament :		Tempérament :	
Sanguin.	1 fois.	Bilieux.	7 fois.
Nerveux.	1	Bilieux sanguin.	3
Lymphatique.	2	Lymphatico-sanguin. . .	1

Couleur primitive de la peau (notée 31 fois).

Peau noire	9 fois.	Peau jaune	2 fois.
Idem brune	18	*idem* blême	2

Pays habités par les malades.

Observations recueillies :		Observations recueillies :	
En France	19	En Afrique	4
Amérique	7	Angleterre	4
Indes	2	Allemagne	1

Saisons.

(Quatre fois la maladie a commencé au printemps.)

Professions :

Esclaves	6	Porteur à la halle	1
Cuisinière	1	Boulanger	1
Cultivateurs	6	Laveuse de lessive	1
Cocher de fiacre	1	Médecin	1
Militaires	2	Cordonnier	1
Couturières	3	Employé de commerce	1
Peintre	1	Sans profession	8
Joueur	1		

Maladies antécédentes (notées 16 fois).

Brûlure	1 fois.	Angine	1 fois.
Rhumatismes	2	Uréthrite, fièvre typhoïde, abcès scrofuleux	1
Fièvres intermittentes	2	Vitiligo (première atteinte)	1
Asthme	1	Vitiligo congénital	1
Urticaire	1	Coqueluche	1
Lentigo de naissance et pemphigus accidentel	1	Maladie du foie et mélasma	1
Gale	1	Maladie du cœur	1

Maladies concomitantes (notées 23 fois).

Maladie du cœur, colique des peintres, taches mélaniques	1 fois.	Syphilis secondaire	3 fois.
Dartre squameuse	1	*Idem* secondaire et tertiaire	1
Douleurs rhumatismales	2	Tumeur abdominale	1
Ulcères suspects, pityriasis du cuir chevelu	1	Eruption pustuleuse	1
		Taches mélaniques	12

Influences morales.—Une fois sur trente-sept on a noté que le malade était en proie à de vifs chagrins causés par une perte d'argent considérable.

Hérédité.—Deux fois le père des malades avait été atteint de vitiligo.

Les chiffres qui précèdent nous permettent d'établir les propositions suivantes : 1° le vitiligo atteint les deux sexes, mais il est plus fréquent chez l'homme que chez la femme ; d'après les faits publiés, le rapport est comme trois à un ; 2° il se produit chez les individus de race caucasique aussi bien que chez ceux de race noire, dans une proportion qu'on ne saurait encore déterminer ; 3° rare dans la première enfance, il apparaît souvent de dix à vingt ans, et se produit encore avec une certaine fréquence jusqu'à soixante ans ; 4° il peut atteindre les fortes, les moyennes et les faibles constitutions ; 5° aucun tempérament n'en est exempt, mais le tempérament bilieux paraît y prédisposer plus que tout autre ; 6° les individus à teint brun en sont plus souvent atteints que ceux dont la peau renferme normalement peu de pigment ; 7° on le rencontre en Europe, en Asie, en Afrique, en Amérique ; 8° aucune profession ne paraît y prédisposer spécialement ; mais les personnes que leur position sociale expose aux irritations cutanées ou soumet à des conditions hygiéniques susceptibles de produire un affaiblissement général de la constitution, y sont plus sujettes que les autres ; 9° les impressions morales vives ne produisent pas le retrait subit de la matière colorante de la peau ; 10° la disposition à contracter un vitiligo peut se transmettre des parents aux enfants, mais ne se transmet pas nécessairement ; 11° un vitiligo congénital ou une première atteinte de vitiligo accidentel, loin d'être une cause d'immunité, favorisent le développement de l'achrôme ; 12° les causes qui provoquent l'hyperchromie de la peau favorisent également le développement des taches vitiligues. Parmi ces causes, la syphilis occupe une place importante, soit qu'elle agisse comme cause spécifique, soit comme débilitant de la constitution.

La première partie de cette dernière proposition n'est pas seulement fondée sur les observations que nous avons sous les yeux, et dans lesquelles douze fois nous remarquons la coexistence de taches d'hyperchromie et d'achromie ; elle trouve un appui dans ce que l'on observe dans une affection hyperchromique par excellence, la maladie d'Addison. « Souvent à côté des places colorées en brun plus ou moins foncé, dit M. Trousseau, on en trouve d'autres d'une couleur non-seulement plus claire, mais d'un blanc mat, véritables taches de vitiligo, se mélangeant avec les taches bronzées, comme s'il y avait un déplacement de la matière pigmentaire, se déposant dans un point du tégument et en abandonnant d'autres » (*Clinique médicale de l'Hôtel-Dieu*, t. 2, p. 677). Le docteur Addison à fait la même remarque.

Quant à l'influence que nous attribuons à la syphilis, les faits suivants motivent notre opinion à cet égard.

a. Le vitiligo est considéré par quelques auteurs comme endémique chez les Arabes ; or, la syphilis est extrêmement commune en Afrique ; sur trois cas de vitiligo que nous avons observés chez des indigènes, deux étaient manifestement liés à des affections vénériennes.

b. Chez un militaire français dont nous rapportons l'observation, les taches vitiligues sont survenues à la suite d'une éruption cutanée de nature syphilitique.

c. Le docteur Laycock a vu un jeune homme de couleur sombre chez lequel la syphilis provoqua la chute des poils de toute la surface du corps ; en même temps, la pigmentation s'arrêta en différents points.

d. Il existe à la Nouvelle Grenade et au nord de l'Amérique une maladie connue sous le nom de *carate;* cette affection, que beaucoup de pathologistes considèrent comme liée à la syphilis, produit à la peau les changements de couleur les plus variés ; mais le plus souvent elle produit des taches d'hyperchromie et d'achromie. Au dire des habitants du pays, elle noircit les blancs et blanchit les noirs.

e. Le docteur Pillon a trouvé sur le ventre d'une femme couverte d'une roséole syphilitique, de larges plaques de vitiligo (*Thèse*, p. 23, Paris, 1857).

Anatomie pathologique.

Nécroscopie. — Il existe dans la science trois cas de vitiligo simple ou compliqué, où la mort, produite par des maladies intercurrentes, a permis des recherches cadavériques.

La première autopsie a été faite en 1833, par Gerdy jeune, sur un peintre en bâtiments mort d'un érysipèle généralisé, et qui était entré à l'hôpital, atteint à la fois d'une maladie de poitrine, de coliques des peintres et d'un vitiligo. La désorganisation de la peau, par l'inflammation érysipélateuse dont elle avait été le siége, n'a pas permis de reconnaître les altérations qu'avait subies la matière colorante. L'examen des cavités thoraciques et abdominales a fait découvrir un épanchement et des fausses membranes dans la poitrine, un épanchement dans le péritoine, une hypertrophie de la rate.

La deuxième autopsie a été faite par le docteur Simon, sur une jeune fille européenne, très-brune, qui présentait en plusieurs points du corps de larges taches de vitiligo. La peau seule a été l'objet des recherches du dermatologiste allemand. L'étude microscopique lui a fait découvrir, dans des portions de peau qui avaient conservé la coloration brune, dans le rete de Malpighi, une grande quantité de grains de pigment passablement foncé, et quelques cellules remplies de petits granules pigmentaires. Aux endroits blancs il ne fut pas possible de découvrir une trace de pigment. Du reste, ni le derme ni l'épiderme dans les parties albifiées, ne présentèrent la moindre altération, soit dans leur épaisseur, soit dans leur structure.

La troisième autopsie est rapportée par le docteur Parkes; elle a été faite sur un homme de cinquante-neuf ans atteint de vitiligo mélasmique et de maladie du foie. On trouva du pigment dans l'épithélium du péritoine, rien aux capsules surrénales. L'examen microscopique du sang n'avait pas révélé d'excès de corpuscules blancs, ni de pigment libre.

Examen microscopique du sang.— Trois fois nous avons examiné au microscope le sang de malades atteints de vitiligo, deux fois en Afrique, chez des Kabyles dont le vitiligo était simple, une fois à Paris, à l'hôpital du Val-de-Grâce, chez un militaire français, atteint de vitiligo mélasmique. Dans aucun cas, nous n'avons découvert de traces de pigment, et la proportion des globules rouges et blancs a été trouvée normale.

Produits épidermiques.—Trois fois aussi nous avons porté notre attention sur les produits épidermiques; les poils blancs des parties malades seuls nous ont offert ceci de remarquable, qu'ils étaient plus souples, plus soyeux que les poils noirs; vus au microscope, ils n'ont présenté aucune trace de pigment; leur diamètre a toujours été trouvé plus petit que celui des poils sains. Jamais nous n'avons vu trace de parasites.

Etat des urines.—L'examen des urines a été fait une fois en France, une fois en Afrique et une fois en Angleterre. Voici le résultat d'une analyse rapide que nous avons faite avec M. le docteur Arnould, professeur agrégé au Val-de-Grâce; le malade était atteint d'un vitiligo mélasmique : urines couleur décoction d'orge, limpides, pas d'albumine, sucre quantité assez notable. Au microscope, cristaux d'urates, épithélium pavimenteux, cellules pigmentaires de formes et de dimensions diverses, à contours mal dessinés et comme interrompus; le pigment y est plus ou moins abondant et irrégulièrement distribué.

Nous avons constaté des résultats à peu près analogues

chez un de nos malades africains : urines limpides, d'un jaune ambré, donnant au papier de tournesol les réactions de l'urine physiologique, ne renfermant pas d'albumine, mais des traces de sucre.

Analyse faite par le docteur Laycock : urines claires, abondantes, pas d'albumine, chlorures quantité normale.

Symptomatologie.

Invasion. — A moins d'occuper les régions découvertes du corps, le vitiligo peut exister des mois entiers, sans éveiller l'attention des malades. C'est assez dire que son invasion n'est annoncée par aucun des symptômes précurseurs qui forment l'avant-garde habituelle d'un grand nombre d'affections cutanées. Il n'y a là ni frisson, ni courbature, ni fièvre ; toutes les fonctions paraissent s'exécuter avec la plus grande régularité, et si le médecin n'est appelé pour une affection concomitante, il n'a guère occasion d'observer cette maladie que longtemps après son apparition.

L'albification de la peau ne se produit pas brusquement, comme on voit s'opérer quelquefois celle des cheveux. Il arrive même qu'avant de blanchir, la peau et les poils qui la recouvrent prennent une teinte plus foncée, comme si le pigment, avant de se résorber, avait subi un développement plus considérable, ou bien une modification moléculaire quelconque dans l'intérieur des cellules qui le renferment. Quoi qu'il en soit, le pigment, une fois qu'il commence à disparaître, se résorbe petit à petit, et, suivant qu'une partie malade en renfermera plus ou moins, elle présentera des teintes plus ou moins claires, depuis la couleur normale jusqu'au blanc laiteux du vitiligo.

Tantôt sur une peau parfaitement saine, tantôt dans le voisinage d'une éruption syphilitique ou autre, on voit naître un point blanc, gros d'abord comme la tête d'une épingle, s'agrandissant, petit à petit, par rayonnement excentrique, et présentant aux différentes périodes de son évolution les teintes les plus variées. La disparition du pigment ne s'accompagne d'aucun symptôme général ; la peau elle-même n'est le siége d'aucune manifestation inquiétante, elle ne rougit ni ne gonfle ; le malade n'accuse ni douleur ni démangeaison ; on n'observe ni boutons, ni suintement, ni exfoliation, ni dépression, ni proéminence.

Siége.— On a signalé, comme étant le siége de prédilection des taches vitiligues, les angles de la bouche et les parties génitales. Ces régions sont en effet assez souvent le siége de la maladie ; mais il y a des régions où on l'observe plus fréquemment. Dans les observations que nous rapportons on a noté trente et une fois les points par lesquels le mal a débuté ; c'est ce qui nous a permis de dresser le tableau suivant.

Début des taches vitiligineuses.

Ordre de fréquence :		Ordre de fréquence :	
1° Crâne.	6 fois.	9° Poitrine.	2 fois.
2° Région épigastrique.	4	10° Tissu cicatriciel suite de brûlure ou d'opération.	2
3° Avant-bras.	3	11° Dos.	1
4° Scrotum.	3	12° Bras.	1
5° Extrémités digitales.	2	13° Pénis.	1
6° Mains.	2		
7° Face.	2		
8° Cœur.	2		

Une fois établi, le vitiligo peut envahir indistinctement toutes les parties du corps.

Forme et disposition des taches. — Rien n'est varié comme la forme et la disposition des taches vitiligineuses.

Il est vrai qu'au début de la maladie elles sont le plus souvent arrondies ou ovalaires, dispersées sur le corps comme des gouttes de pluie, *guttarum in modum hinc indè dispersæ*; mais il est rare que cette forme persiste; les taches s'agrandissent, mais leur développement ne se fait pas également dans tous les sens, de sorte qu'à la forme ovalaire succèdent quelquefois les figures les plus irrégulières. Tantôt on rencontre de larges plaques à bords déchiquetés d'un côté, arrondies de l'autre, tantôt ce sont des stries, tantôt de larges bandes.

Nombre et dimension. — Le nombre des taches est très-variable, on peut en rencontrer une ou deux seulement ou bien un plus grand nombre. Leur dimension varie suivant l'époque de leur évolution; ainsi, tandis que les unes n'ont que le diamètre de la tête d'une épingle, d'autres occupent la moitié ou la totalité d'un membre; quelquefois elles s'agrandissent au point de se réunir les unes aux autres, et d'envahir ainsi toute la surface du corps.

Couleur. — Les parties qui sont le siége du vitiligo sont en général d'un blanc mat, que l'on a comparé à du lait, à de la neige, à de la chaux. Lorsque la maladie est encore en voie de progrès, on rencontre quelquefois des taches d'un blanc grisâtre qui font croire, au premier abord, que c'est une peau mal lavée ou légèrement crasseuse. Plusieurs fois on a vu, surtout quand elles avaient quelques années d'existence, les taches devenir roses, de blanches qu'elles avaient été primitivement.

Etat des poils. — Les poils qui sont implantés sur les taches vitiligues subissent le plus souvent une décoloration analogue à celle de la peau ; mais c'est en général du tégument que le pigment disparaît en premier lieu. Quelquefois, avant de blanchir, les poils tombent, et à leur place apparaissent de petits poils blancs, cotonneux, d'une finesse extrême ; d'autres fois, la peau seule se décolore et le poil reste noir, ou bien les poils blancs apparaissent sur des parties normalement colorées. De même qu'on a vu la peau devenir plus sombre avant de s'albifier, de même on peut voir les cheveux devenir plus foncés en couleur avant de blanchir.

Etat des parties voisines. — Le pigment ne se présente pas toujours dans les mêmes proportions là où cesse la tache vitiligue; tantôt le passage de la partie saine à la partie malade est brusque, la limite parfaitement tranchée, sans augmentation ni diminution de la matière pigmentaire ; tantôt le pigment est légèrement diminué, et ce n'est que par gradation que la peau revient à sa couleur normale ; tantôt enfin il se produit en plus grande abondance sur les bords mêmes de la tache, et la teinte de la peau va diminuant pour se fondre insensiblement avec la coloration normale. On dirait qu'une force quelconque a poussé au pourtour de la tache de vitiligo la matière colorante qu'une cause morbifique quelconque a fait disparaître au centre. Dans ces cas la maladie n'est plus simple ; elle est compliquée d'hyperchromie, et l'on rencontre souvent en différents points du corps des taches mélasmiques complétement indépendantes des taches vitiligues. Le docteur Laycock a désigné, sous le nom de leucopathie mélasmique, cette forme pathologique que nous désignerons sous le nom de vitiligo mélasmique. Nous en rapporterons quelques exemples.

Sensations perçues par le toucher. — Lorsqu'on passe la main sur les parties malades, on éprouve une sensation analogue à celle que produirait une feuille de papier fin glacé ; le doigt ne sent pas les rugosités légères qu'offrent les parties saines de la peau, rugosités qui paraissent exagérées sur les limites des taches lorsqu'il y a de l'hyperchromie, sans que pour cela on constate une différence de niveau entre les parties blanches et les parties brunes.

Sensibilité. — Deux fois on a signalé une diminution de la sensibilité des parties albifiées, une fois une hypéresthésie. Mais dans la majeure partie des cas la sensibilité a été trouvée normale.

Action de la lumière. — Exposées à la lumière directe du soleil, les taches de vitiligo présentent des phénomènes variables. Chez un certain nombre de malades la peau rougit, devient douloureuse, tandis que chez d'autres elle reste insensible à l'action des rayons solaires ; mais dans un assez grand nombre de cas on a vu le tégument se hâler, se couvrir de taches de rousseur, et quelquefois des ampoules s'y élever assez rapidement.

Marche.—Durée.—Terminaison.—La marche du vitiligo est essentiellement chronique, sa durée indéterminée ; quelquefois la maladie reste stationnaire pendant plusieurs années pour reprendre son cours sous l'influence d'une cause quelconque ; d'autres fois elle s'arrête ; rarement elle rétrograde.

Diagnostic et pronostic.

Le diagnostic du vitiligo n'offre en général aucune difficulté surtout lorsqu'il est simple ; dans ce cas il ne peut être confondu avec aucune autre affection cutanée. Les taches viligues pourraient être méconnues dans le cas où à côté d'elles se trouveraient des taches mélaniques, mais la comparaison des taches blanches avec les parties saines de la peau, s'il en existe, suffira pour faire reconnaître l'achrôme. Si toute la surface du corps était malade, couverte en partie de taches mélasmiques, en partie de vitiligo, l'examen microscopique des poils pourrait seul éclairer le diagnostic. Sur les parties blanchies par la maladie on trouvera des poils plus fins, plus soyeux et privés de pigment.

Le vitiligo ne compromet pas l'existence, ni le jeu régulier des fonctions ; et tout en étant le plus souvent l'indice d'un état général plus ou moins suspect, il ne doit pas inspirer de craintes sérieuses ; mais il n'en est pas moins une maladie grave au point de vue des relations sociales, lorsque la difformité est très-apparente et répugne à la vue ; il ne faut point l'abandonner à lui-même, et chercher le plus tôt possible, à lui opposer des moyens de traitement efficaces.

Traitement.

Les dermatologistes sont unanimes à reconnaître les difficultés de guérir le vitiligo ; quelques-uns même, après mille essais infructueux de traitement, ont cru pouvoir déclarer que cette maladie était incurable. « Toute médica-« tion, dit M. Hardy (*Maladies de la peau*, 1858 et 1859), « est inutile dans le vitiligo ; jusqu'à présent on n'a trouvé « aucun moyen de faire sécréter du pigment dans les points « qui en manquent. »

Une pareille sentence est susceptible de décourager les thérapeutistes les plus intrépides ; mais nous ne l'acceptons pas sans appel ; et, tout en reconnaissant les difficultés réelles que présente le traitement de cette maladie, nous aimons mieux croire avec Alibert que l'achrôme vitiligue, comme il l'appelle, peut devenir l'objet d'un traitement méthodique dans lequel on tiendrait compte du degré, de la nature du mal, de la constitution du sujet, et de tous les éléments enfin que l'on soupçonne pouvoir jouer un rôle étiologique quelconque dans la production ou l'entretien de cet état pathologique. Nous ne prétendons pas que l'on réussira toujours et quand même; quel est d'ailleurs le médecin sérieux qui oserait élever une semblable prétention pour n'importe quelle maladie ? Mais nous proclamons hautement qu'il ne faut jamais abandonner le vitiligo à lui-même comme quelques praticiens ont conseillé de le faire ; et puisque nous voyons quelquefois la nature, sous l'influence de causes qui nous échappent quant à présent, régénérer le pigment, là où des agents morbifiques l'ont supprimé, pourquoi renoncerions-nous à découvrir les procédés qu'elle emploie, ou à trouver un moyen de rendre leur activité fonctionnelle aux cellules pigmentaires? S'il est vrai qu'on a employé tour à tour et sans le moindre succès les diaphorétiques, les sucs d'herbes, les bouillons de vipère, les bains simples, les bains médicinaux, les douches et même les frictions électriques avec les brosses de Mauduyt, il est vrai aussi que M. Rayer a guéri une tache vitiligue avec un vésicatoire; et que M. Cazenave a obtenu une guérison avec la teinture de quinine.

Le traitement du vitiligo ne devra pas s'adresser uniquement à la peau malade; à côté de cette manifestation existe presque toujours un état général dont il est important de tenir compte, et dont la modification, sous l'influence d'une médication sage et rationnelle, aidera d'une manière puissante l'action des topiques que l'on pourra appliquer sur les points albifiés.

Quant au traitement local, nous ne saurions trop recommander le vésicatoire volant dont nous avons obtenu nous-même des effets rapides et durables, après avoir échoué dans les expériences comparatives, faites sur différents points malades, avec le nitrate d'argent, la teinture d'iode, les frictions sèches, les frictions excitantes, l'électricité et la lumière solaire concentrée.

Vitiligo accidentel simple et partiel.

OBSERVATION Ire. — Ali B. Kassem, douze ans, né à Bordj Sebaou (Kabylie), constitution moyenne, tempérament bilieux, n'a jamais fait de maladie grave ; son père n'a jamais eu d'affection syphilitique ni cutanée ; mais sa mère a eu à la peau une éruption suspecte. L'un de ses frères a, dit-il, eu la vérole. Quant à lui, il y a trois ans, il vit apparaître sans cause connue, un certain nombre de boutons à la région fessière droite, puis à la partie postéro-interne des coudes, sur les deux articulations scapulo-humérales, et enfin à la face externe des cuisses. En ce moment, les boutons sont remplacés par des ulcérations à bords indurés, légèrement à pic, entourées d'une aréole rouge cuivré.

Le malade se plaint d'un peu de mal de gorge et de douleurs dans le nez. Les os du nez sont légèrement tuméfiés. Un an après l'apparition des premiers boutons la peau commença à se décolorer dans l'ordre suivant : poitrine, dos, cou, tête, cuisses, parties génitales, ventre, membres supérieurs.

État actuel.—Le cuir chevelu, d'un blanc nacré, est dépilé par places ; mélange de cheveux noirs et de cheveux blancs, les derniers plus abondants à droite qu'à gauche. Quelques croûtes dans les cheveux. Face brune, couleur primitive ; à partir des angles des maxillaires la peau devient blanche ; les oreilles ont conservé leur couleur normale, tant à la face externe qu'à la face interne. En avant de chaque oreille, tache blanche de la dimension d'une pièce de un franc. Yeux bruns, vue bonne, cils noirs peu abondants. Le cou n'est blanc en avant que depuis l'os hyoïde ; en arrière la couleur blanche s'étend sans interruption du cuir chevelu à toute la nuque. Des deux côtés sur la direction des muscles sterno-mastoïdiens, et à six centimètres environ de l'insertion de l'oreille, on voit deux taches irrégulières, celle de droite un peu plus étendue que celle de gauche, et dont la couleur est la même que celle de la face, le bras droit est blanc jusqu'à l'insertion du deltoïde ; à partir de ce point, son côté externe est parsemé d'un mélange de taches blanches et de taches de couleur normale. Sa face interne est complétement blanche. Au pli du coude, en avant et en arrière, nombreuses taches blanches. Face antéro-interne de l'avant-bras blanche, depuis le pli du coude jusqu'à un travers de doigt au-dessus du poignet. La face dorsale de la main présente quelques taches blanches au niveau de l'articulation du métacarpe avec les phalanges, quelques-unes sur les doigts, le pouce et le petit doigt exceptés. Le membre supérieur gauche présente, à peu de chose près, la même disposition.

Poitrine blanche, quelques taches de couleur normale au niveau de l'articulation sterno-claviculaire gauche.

Dos et abdomen complétement décolorés. Orifice anal blanc à son pourtour dans une étendue de quatre centimètres, brun au delà dans une étendue de six à huit centimètres. Scrotum blanc. Verge décolorée à l'exception de la base du gland. Les cuisses, blanches en avant, offrent de larges taches brunes au niveau des rotules ; elles sont complétement décolorées en arrière. Les deux jambes n'ont perdu leur couleur normale qu'au tiers postéro-interne ; mais les pieds n'offrent plus de trace de pigment si ce n'est au niveau des orteils. Des poils blancs se trouvent partout où la peau est décolorée. Le malade présente un aspect singulier. Son teint ne ressemble en rien au teint blanc de nos femmes ; c'est un blanc particulier, fade, inanimé, qui n'est ni le blanc de la neige ni celui du lait ; il est difficile de lui trouver un terme de comparaison très-exact.

Les parties affectées sont douces au toucher, comme satinées ; on n'y trouve point sous le doigt les rugosités légères qu'offre une peau saine, ce qui fait croire au premier abord qu'il existe une différence de niveau entre les parties brunes et les parties blanches. Le malade n'accuse ni douleur ni démangeaison ; partout la sensibilité est conservée au même degré, la transpiration se fait également bien sur les parties saines et les parties malades qui deviennent le siége de phlyctènes sous l'action d'un vésicatoire. Les poils blancs, complétement dépouillés de pigment, sont plus fins, plus soyeux que les poils noirs ; examinés au microscope, ils présentent une différence de diamètre assez notable. Des raclures d'épiderme, pris en différents points du corps, offrent toujours le même aspect.

L'examen microscopique du sang fait à différentes reprises ne nous a rien révélé de particulier.

Urines limpides, d'un jaune ambré, légèrement acides ; pas d'albumine, mais des traces de sucre.

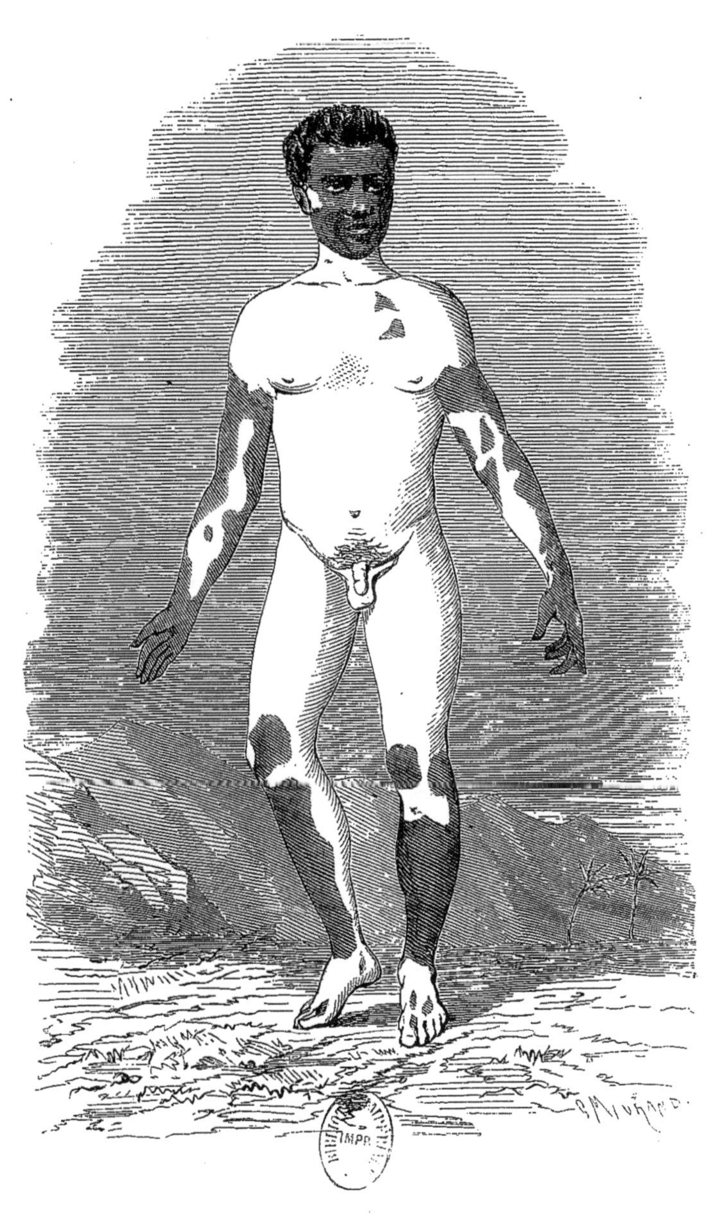

Soumis à un régime tonique et à un traitement à l'iodure de potassium, notre malade vit bientôt les accidents du côté du nez et de la gorge s'amender au point que, se croyant guéri, il demanda à sortir de l'hôpital avant que nous ayons pu nous occuper du traitement de ses taches. Mais le régime débilitant du gourbi laissa bientôt reprendre le dessus à la syphilis dont le traitement n'avait pas été complet ; le jeune Bel Kassem rentra à l'hôpital et consentit cette fois à subir, à côté de son traitement général, un traitement local pour obtenir la guérison de ses taches ; nous essayâmes successivement les frictions sèches, les frictions excitantes, la teinture d'iode, le nitrate d'argent, le vésicatoire ; ce dernier moyen seul nous fournit des résultats favorables ; nous eûmes la satisfaction de voir la peau, non pas revenir à la couleur brune de l'Arabe, mais devenir rose de blanche qu'elle avait été, et un grand nombre de poils reprendre le pigment qu'ils avaient perdu depuis plusieurs années. (Voir *planches.*)

Observation II.— Mohamed Bachir, de la tribu des Issers Djeddian, cercle de Dellys, cinquante-deux ans environ, bonne constitution, tempérament sanguin, teint brun très-prononcé, yeux noirs. Cet homme, d'une force musculaire remarquable, possède une certaine aisance et est très-intelligent. Il a joué autrefois un rôle politique qui lui a valu une déportation à l'île Sainte-Marguerite ; mais, depuis son retour en Afrique, il se livre exclusivement à la culture de ses terres. Quelques accès de fièvre intermittente sont les seules indispositions qu'il se rappelle avoir éprouvées ; il affirme que jamais la vérole n'a souillé sa famille ; lui-même ne porte sur son corps aucune trace d'affection syphilitique, soit cicatrices d'anciens ulcères, soit engorgements ganglionnaires.

A l'âge de quinze ans, il vit apparaître, dans la région épigastrique, sans cause connue, et sans phénomène précurseur appréciable, une tache blanche qui, très-petite au début, envahit bientôt une grande partie de l'abdomen et de la poitrine. Toutes les parties du corps devinrent successivement le siége de taches semblables. En ce moment, on en voit à la face interne des bras et des avant-bras, à la face dorsale des mains, aux extrémités digitales, aux faces externes et postérieures des jambes, au dos des pieds, aux fesses, aux parties génitales, au front, au cuir chevelu. Les taches, autrefois d'un blanc mat, sont aujourd'hui d'un blanc très-légèrement rosé. Les points malades sont plus doux au toucher que les parties normalement colorées ; on n'y sent point la moindre rugosité, c'est un véritable satin. Les poils des parties malades sont blancs, soyeux et plus fins que les poils noirs, partout la sensibilité est conservée au même degré.

Mohamed n'a jamais éprouvé ni douleur, ni démangeaison, jamais il n'a remarqué d'exfoliation épidermique, ni de sécheresse à la peau. Quoique son cuir chevelu soit décoloré depuis fort longtemps, il n'a vu une partie de ses cheveux blanchir que depuis trois ans. Depuis fort longtemps sa maladie n'a pas fait le moindre progrès ; elle a mis cinq ans pour le mettre dans l'état où il se trouve actuellement. Mohamed a plusieurs enfants ; aucun d'eux n'offre de trace de la maladie de son père.

Nous avons fait tous nos efforts pour faire entrer cet homme à l'hôpital et le soumettre à un traitement, il n'a pas pu se résoudre à s'éloigner de sa famille pour une maladie qui, dit-il, ne l'a jamais *fait souffrir*. (Voir *planches.*)

Observation III.—Samuel Hird, nègre, cinquante ans, a subi en janvier 1818 une opération dont il guérit parfaitement ; quelques mois après, il vint consulter pour sa peau qui devint blanche ; les nègres, ses camarades, se moquaient de lui. Etat général excellent; il fut débarrassé d'un asthme dont il souffrait auparavant. La cicatrice après l'opération resta blanche, et peu de temps après les autres parties devinrent blanches, surtout les mains et les pieds. La blancheur commença au dos de la main et s'étendit peu à peu à l'avant-bras qui, à présent, est presque complétement blanc. Même marche aux extrémités inférieures. Les pieds, les jambes, les cuisses, les hanches sont maintenant presque complétement décolorés (10 avril 1819), quelques taches blanches sur le dos et sur les épaules, presque la moitié de la poitrine est blanche. Le pénis est entouré d'un large anneau blanc, et une grande partie du scrotum est affectée.

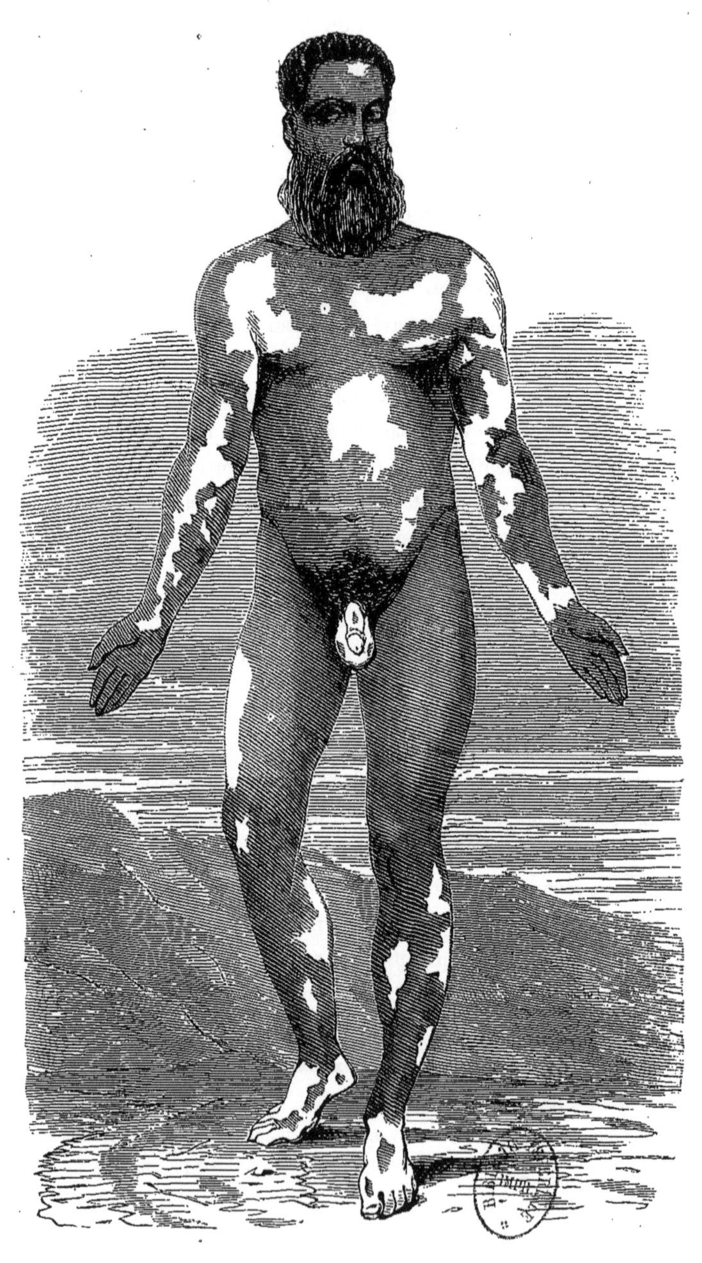

Juin 1819. Le changement continue ; une large tache vient de paraître à la moitié inférieure de l'abdomen ; la moitié du pénis a changé de couleur ; la tête est presque blanche ; on la voit paraissant à travers les cheveux noirs et crépus. Les accès d'asthme sont revenus.

10 septembre. Le changement de couleur fait des progrès, mais moins vite qu'au début ; la peau prend une apparence plus naturelle ; en comparant sa main avec celle d'un blanc brûlée par le soleil, il est difficile de les distinguer. Santé générale, bonne.

Mai 1820. Le progrès du changement a été très-sensible ; extrémités inférieures d'un blanc naturel avec quelques taches d'une teinte foncée. Mains, avant-bras, bras jusqu'aux deltoïdes entièrement blancs ; peau des épaules et de la poitrine d'un blanc cendré ; tête complétement blanche et paraissant à distance à travers les cheveux noirs crépus ; oreilles, paupières, peau autour des yeux, front presque complétement blancs ; lèvres rouges, poitrine, abdomen et dos comme marquetés. La portion de la peau du dos qui n'a pas changé est d'un noir brillant. Le mal fait des progrès tous les jours. Extrémités inférieures complétement blanches. (Brown, *Edinburgh medic.-chirurg. transact.*, t. 1, p. 669.)

Observation IV. — Ch. F..., nègre, entre cinquante et soixante ans, habitant Middleton, à Saint-Thomas, créole, c'est-à-dire né dans les Indes orientales, eut la fièvre au mois de janvier dernier. Lors de sa convalescence, quelques taches blanches apparurent sur sa face ; elles s'étendirent bientôt, marchant les unes vers les autres. Toute sa figure est maintenant presque comme celle d'un blanc. Trois ou quatre taches noires restent seulement, et la lèvre supérieure reste noire. Les mêmes taches blanches apparaissent au cou, aux bras, au tronc, à tel point que, dans un temps court, l'Ethiopien peut devenir blanc, et le léopard changer sa peau, contrairement à ce que l'on suppose pouvoir arriver. État général, bon ; aucun symptôme de maladie, si ce n'est un peu d'œdème des chevilles auquel il est sujet depuis longtemps. Cet homme n'a jamais modifié sa manière de vivre ; aucune impression morale ne l'a affecté ; quoiqu'à présent il soit désolé de son changement de couleur, qu'il considère comme le prélude d'une maladie plus grave ; sa couleur ne ressemble pas à celle de l'albinos, elle est d'un blanc rose de santé. La vue n'est nullement altérée. (Dancer, *Medical and physical iournal*, août 1802, t. 8, p. 97.)

Observation V. — Samuel Adams, Indien, de la tribu de Brotherton, vivant dans le voisinage de New-York, est un vieillard nonagénaire dont la peau est devenue blanche dans le cours des trente dernières années. Cet homme jouit d'une force et d'une santé remarquables pour son âge ; on l'a vu, dans la saison la plus chaude de l'année, cultiver lui-même son champ ; il a d'ailleurs conservé toutes ses facultés mentales. Sa peau commença à éprouver un changement de couleur à l'âge de soixante ans, peu de temps après une attaque de rhumatisme aigu. Ce changement se manifesta d'abord par une petite marque qui parut au creux de l'estomac ; bientôt après des empreintes de la même couleur se montrèrent sur les diverses parties du corps et des membres, en augmentant peu à peu de nombre et d'étendue. Cette révolution alarma beaucoup notre Indien ; il se rendit aux différentes sources d'eaux minérales situées aux environs, dans l'espoir d'effacer par de salutaires ablutions une couleur qui lui paraissait odieuse. Ce moyen ne lui ayant pas réussi, il finit par se persuader qu'il n'y avait rien de dangereux à appréhender d'une peau blanche, et il abandonna tout à fait l'idée de recouvrer sa couleur naturelle, disant qu'il se soumettait de bon cœur à devenir en tout semblable aux hommes blancs, excepté dans leur corruption.

Une fois commencé, le changement de la peau a toujours été en augmentant, mais non d'une manière uniforme, tantôt faisant des progrès rapides, tantôt restant presque stationnaire ; il ne paraît pas que les vicissitudes des saisons aient exercé aucune influence sur les irrégularités.

Actuellement la couleur primitive n'existe plus qu'au front, à la partie antérieure de la face et du cou, avec quelques légères taches sur les bras.

La peau du corps et des extrémités inférieures est parfaitement blanche, douce et lisse au toucher ; elle n'a aucune apparence crayeuse et n'offre pas non plus cette couleur blafarde qu'on observe généralement sur la peau des albinos ; elle est au contraire d'une beauté et d'une netteté remarquables, à tel point qu'on la prendrait plutôt pour la peau délicate d'une femme que pour celle d'un vieillard de quatre-vingt-dix ans.

La perspiration cutanée a toujours été un peu moins abondante dans les parties qui sont devenues blanches que dans les autres ; la sensibilité y est aussi plus vive ; elles résistent moins aux effets du chaud et du froid ; et souvent l'impression de la chaleur solaire y élève des ampoules. Ces endroits de la peau sont également fort tendres ; leurs moindres blessures donnent beaucoup de sang et se cicatrisent avec beaucoup de peine. Du reste, ni le pigment noir, ni les cheveux n'ont subi d'autres changements que ceux qui résultent des progrès de l'âge ; les cheveux sont légèrement gris et l'œil présente seulement cette apparence terne qu'on observe généralement dans les yeux des vieillards ; sa vue est encore assez bonne, et il assure que jusqu'à l'âge de quatre-vingts ans elle n'avait rien perdu de sa force. Du reste aucun dérangement dans aucune autre fonction de l'organisme.

Les sécrétions et les excrétions se font naturellement, et cet homme nonagénaire n'a d'autre infirmité qu'un tremblement des membres occasionné depuis environ trente ans par une attaque de paralysie, et une légère toux pendant l'hiver.

Il n'a point eu d'enfants depuis l'âge de 60 ans : ainsi ce cas ne fournit aucune donnée pour savoir jusqu'à quel point un changement de couleur de la peau des parents peut modifier la constitution de leurs descendants.

Samuel Adams n'a jamais eu de maladie de la peau, si ce n'est la gale ; il assure que sa peau était naturellement d'une couleur plus foncée que chez les individus de sa race ; il était, comme il le dit, *a very black Indian*. (Dr Emery Bissel de Clinton, *Journal universel des sciences médic.*, t. 12, extr. des Transact. de la société physico médicale.)

OBSERVATION VI. — Le capitaine anglais Charles Wagner avait, en 1697, un nègre d'environ onze ans, né dans la Virginie, dont les parents étaient parfaitement noirs, et qui, jusqu'à l'âge de trois ans, ne le cédait, en cette couleur, à aucun de ses petits camarades négrillons; mais à cet âge, sans avoir été pris d'aucune maladie, il vit paraître différentes petites taches blanches au cou et à la poitrine; ces taches s'accrurent beaucoup avec l'âge, tant en nombre qu'en grandeur, de sorte qu'actuellement, dit l'auteur (Guillaume Byrd) depuis la partie supérieure de son cou, où l'on voit une portion de ses cheveux ou plutôt de sa laine devenue blanche, jusqu'à ses genoux, il est partout marbré de taches blanches, dont quelques-unes sont plus larges que la paume de la main, et d'autres plus petites. Ces taches sont au moins aussi blanches que celle de la plus belle Anglaise, et ne sont pas susceptibles du hâle; mais elles sont d'un blanc plus pâle, et n'ont pas le coloris vif, de couleur de chair, de la peau des Européens. Son visage, ses bras et ses jambes sont parfaitement noirs; on remarque que ce nègre a toujours été plus vif, plus actif, plus spirituel que le commun de cette race d'hommes. (Lecat, *Traité de la couleur de la peau humaine*, etc., Amsterdam, 1765.)

Vitiligo mélasmique.

OBSERVATION Ire. — D. G..., né à Paris, vingt-neuf ans, soldat au 10e bataillon de chasseurs à pied, a fait la campagne de Crimée. Constitution délabrée par suite d'une fièvre intermittente rebelle. Tempérament bilieux, peau très-brune. Personne de sa famille n'a eu ni syphilis, ni rhumatisme; quant à lui, atteint en 1856 d'une uréthrite, il fut pris dans la même année d'un rhumatisme articulaire généralisé, qui récidiva en 1857.

En 1861, sans avoir jamais eu de chancres, il vit apparaître des ulcérations à la gorge et des pustules plates au scrotum; il subit un traitement antisyphilitique qui n'empêcha pas la naissance d'une roséole très-tenace pour laquelle il fut envoyé aux eaux d'Amélie-les-Bains. C'est dans le cours de son traitement thermal qu'il vit apparaître, à la face postérieure de l'avant-bras gauche, une tache blanche, très-petite d'abord, mais s'agrandissant tous les jours ; depuis cette époque vingt-deux taches se sont produites successivement sur des points qui ont été le siége de la roséole.

Au mois de juillet 1862, D... entre à l'hôpital militaire du Val-de-Grâce, atteint de cachexie paludéenne ; c'est là que nous avons recueilli son observation :

A la partie antérieure de la poitrine, côté droit, le malade porte une large tache blanche étendue de la quatrième à la huitième côte, se prolongeant en dedans vers la région épigastrique, en dehors, sous le creux de l'aisselle, en arrière jusqu'au bord externe de l'omoplate. Cette tache d'un blanc mat est couverte de poils noirs et de poils blancs, ces derniers les plus nombreux ; la peau saine qui en forme les limites présente une teinte normale. Plus douce au toucher que le reste de la peau, la partie blanche a conservé toute sa sensibilité ; elle fournit, piquée par une épingle, un sang rouge qui, examiné au microscope, présente tous les caractères du sang physiologique. Cette décoloration est de naissance. A la partie postérieure de la cuisse se trouve une autre tache de naissance ; mais celle-ci, en forme de demi-lune, est d'un brun noir. On dirait que la nature, chargée de fournir une quantité donnée de pigment, a produit en plus, à la cuisse, ce qu'une cause morbifique l'a empêchée de produire à la poitrine.

En différents points du corps, on rencontre des taches blanches, survenues à la suite de la roséole syphilitique ; les unes sont entourées d'une ligne plus fortement pigmentée que le reste de la peau, les autres nettement délimitées d'avec la peau saine. Ces taches n'ont pas de forme régulière, et leurs dimensions sont très-variables ; on en trouve au membre supérieur droit, en avant et en arrière du pli du coude, à la paume de la main. Sur le bras on remarque quelques taches grisâtres ; on dirait une peau crasseuse. Cette teinte intermédiaire entre la couleur morbide et la couleur physiologique de la peau est due à une résorption incomplète de la matière pigmentaire. On voit en effet au bras et à l'avant-bras gauche, face antérieure, plusieurs de ces taches grisâtres s'albifier graduellement, en commençant par le centre. Un grand nombre de ces taches sont entourées d'une zone pigmentaire très-prononcée. La paume de la main est en partie blanche, en partie d'un rouge lie de vin. Deux taches blanches existent aux aisselles, une au front, une vers la partie médiane de la lèvre inférieure. Le scrotum est comme marbré; à côté des taches vitiligues se trouvent des taches d'hyperchromie. Rien au pénis; quelques points décolorés au pli interfessier. Les poils des parties albifiées sont blancs et présentent au microscope les caractères que nous avons signalés au chapitre de l'anatomie pathologique, où nous donnons également le résultat de l'examen des urines et du sang.

Le malade fut soumis à un régime reconstituant; on essaya comme topiques différents moyens tels que nitrate d'argent, teinture d'iode, frictions excitantes, électricité, vésicatoires volants; ce dernier moyen seul nous fournit des résultats rapides et satisfaisants. Lorsque D... sortit de l'hôpital, ses taches blanches avaient complétement disparu, nous l'avons revu plusieurs fois depuis, et sa guérison s'est parfaitement maintenue. (Voir *planche.*)

Observation II. — P..., soixante-deux ans, ouvrier fondeur, bonne santé habituelle, céphalalgie fréquente dans sa jeunesse; à seize ans éruption vésiculeuse aux jambes; rougeur et gonflement; démangeaisons vives; réapparition à chaque printemps sur les jambes et les épaules; engorgement des glandes des aines et des aisselles depuis trois ans; abcès ganglionnaires.

Il y a deux ans (1858), taches noires aux aines, au dos, à l'abdomen, pas de fièvre; à quatorze ans lumbago. Son père a eu des rhumatismes. Là où il n'y a pas de taches noires la peau est d'un blanc rose et privée de pigment, taches brunes sur les omoplates, taches symétriques sur une grande partie du corps, tête couverte de cheveux blancs, face rhumatismale, le sang renferme des globules blancs en abondance; urines claires, abondantes, pas d'albumine, chlorures quantité normale. (Dr Laycock, mém. cité.)

Observation III. — Un homme de cinquante-neuf ans dont l'histoire est rapportée par le docteur Parkes, fut traité pour une aunisse; cinq

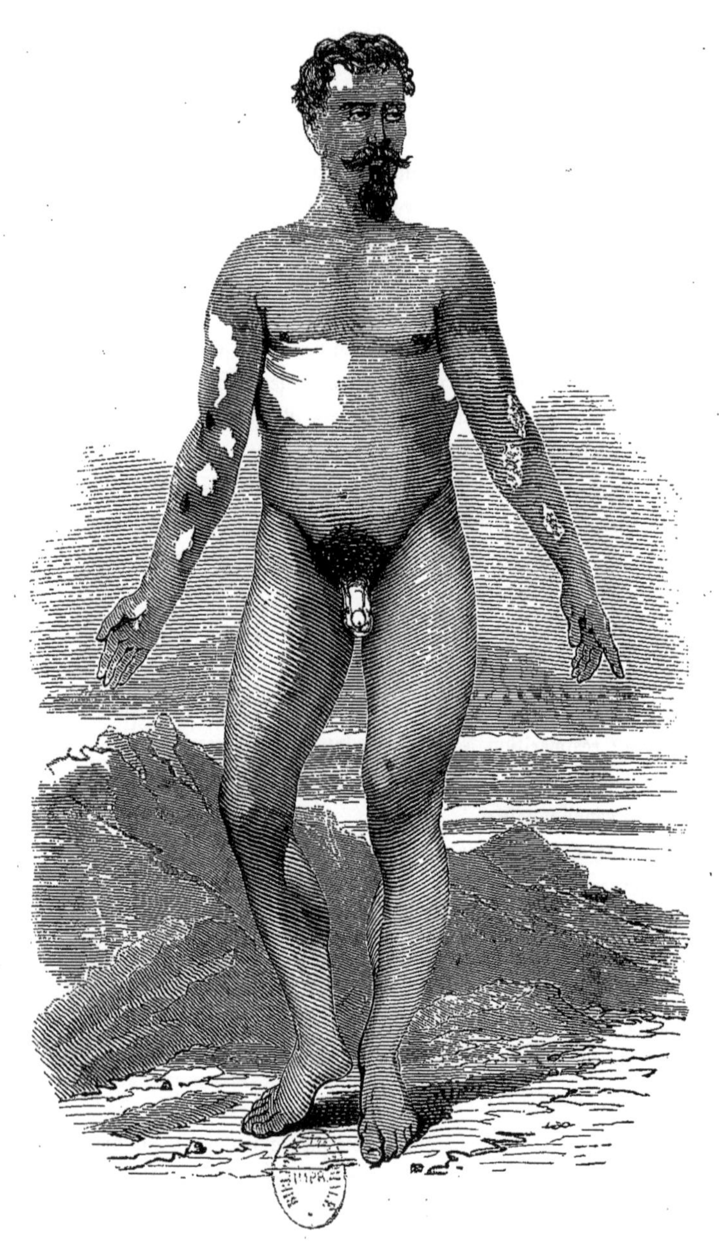

mois après, sa peau devint d'une couleur sombre dans l'ordre suivant : face, cou, tronc, bras, cuisses ; sept ans après sa jaunisse il entre à l'hôpital pour une ascite dépendant d'une affection du foie ; à cette époque il était comme un mulâtre ; mais au tronc, et spécialement à l'abdomen, aux cuisses et au scrotum parurent des taches blanches ; au-dessous des genoux, peau naturelle.

Pas d'excès de corpuscules blancs dans le sang ni de pigment libre ; à l'autopsie, pigment dans l'épithélium du péritoine ; rien aux capsules surrénales (Dr Laycock, mém. cité.).

Observation IV. — Un jeune Kabyle, âgé de treize ans, d'une constitution délabrée par une scrofulo-syphilis, est porteur, depuis quatre ans, d'un vitiligo mélasmique qui occupe une grande partie de son corps. Il ne peut nous donner aucun renseignement sur l'invasion ni sur la marche de la maladie, et refuse de se soumettre à toute espèce de traitement.

Observation V. — B..., soldat au 12e de ligne, porte sur la partie antérieure et moyenne du cou, une large tache vitiligue dont les bords irréguliers présentent une coloration très-foncée. Sur la tache blanche elle-même existent quelques taches d'hyperchromie. La tache vitiligue a paru il y a dix-sept ans ; le malade, qui en a vingt-trois, en avait six alors. Personne dans sa famille n'a eu d'affection semblable, ni rhumatisme, ni syphilis; quant à lui, il est depuis quelques années sujet aux rhumatismes.

La portion albifiée de la peau n'a pas subi de modification notable depuis que le pigment en a disparu, elle est aussi sensible que le reste de la peau. Sur la partie médiane de la poitrine a paru, il y a un an, une large tache brune (hyperchromie) à la suite de l'application d'un vésicatoire.

Au moment où nous voyons le malade, son état général est assez mauvais ; ce malheureux porte à la cuisse gauche un vaste abcès froid suite d'une carie du grand trochanter.

Son évacuation imprévue de l'hôpital de Saint-Germain où nous l'avons vu une première fois ne nous a pas permis d'examiner son sang ni ses urines.

Observation VI. — Le nommé E. François, menuisier, marié, né à Chauvreux (Meuse) est entré à l'hôpital St-Louis le 13 juillet 1850, salle Napoléon n° 53. Cet homme, d'une bonne constitution, d'une santé robuste n'a jamais été affecté de maladie de la peau. Il y a sept ans que l'affection pour laquelle il a demandé son admission à l'hôpital se déclara, sans qu'il ressentît ni prurit, ni démangeaison, sans qu'il parût ni bouton, ni suintement. Il vit, dit-il, une plaque blanche se dessiner sur le côté droit de la barbe au niveau et au-dessous de la commissure labiale. A cet endroit les poils blanchirent dans toute l'étendue de la plaque qui avait un diamètre de deux à trois centimètres environ. Au bout de six mois, sans qu'il eût fait aucun traitement, les poils reprirent leur couleur brune ordinaire ; la plaque blanche elle-même disparut.

Quelques mois après, la décoloration revint, pour la deuxième fois, à la même place, mais les cheveux restèrent noirs. Depuis cette époque cette altération a fait des progrès lents, mais continus ; elle a envahi le visage, le cuir chevelu, le tronc, les bras et les jambes ; et, bien que le malade ne puisse pas donner de renseignements positifs, il pense toutefois qu'il y a déjà près de quatre ans qu'il se trouve dans l'état où nous le voyons. — Cependant la maladie fait encore des progrès ; car les plaques blanches qui existent aux mains n'étaient pas si grandes il y a un an. — E. ne connaît dans toute sa parenté aucun membre qui ait présenté une semblable maladie. Il est père de deux enfants ; l'un a deux ans et demi, l'autre quatre ans ; aucun d'eux ne présente de traces de cette singulière affection.

24 juillet. E. est dans l'état suivant : *Tête.* — De chaque côté des commissures labiales part une zone blanche de deux centimètres de largeur, et qui va se perdre au milieu du cou, laissant intacts le menton et la région sous-mentonnière où la couleur de la peau est d'un brun jaunâtre. La barbe est partout bien fournie, entre-mêlée de quelques points blancs dûs à l'âge du malade ; car, sur les points décolorés, elle conserve sa

couleur ordinaire. A la lèvre supérieure, du côté gauche, on distingue une légère teinte blanche, probablement d'origine récente. Les paupières dans toute leur étendue présentent cette teinte d'un blanc mat qui se prolonge un peu sur la partie antérieure des tempes.

Yeux.— Bruns, milieux transparents, vision nette. Ces détails indiquent que le visage du malade offre un aspect bariolé de blanc et de brun jaunâtre ; cette dernière couleur est assez exactement semblable à celle du pytiriasis versicolor, mais il n'y a pas de desquammation. Aussi peut on se demander, tout d'abord, quelle est la partie malade : est-ce la partie blanche, est-ce la partie jaune dont la teinte deviendrait plus foncée, par l'accumulation de la matière colorante qui aurait abandonné les surfaces décolorées. La marche de la maladie était seule capable d'éclairer cette question.

Front, cuir chevelu. — Partie antérieure et supérieure à peu près chauve, état antérieur à l'invasion du vitiligo. — Couleur générale de la peau, jaune sale ; ça et là, taches diffuses légèrement blanches.

Tronc. — A la partie supérieure et antérieure du thorax, coloration blanche générale, qui devient de moins en moins sensible à mesure qu'on se rapproche de la région épigastrique. Sur le ventre il semble exister une véritable fusion de la couleur blanche et de la couleur jaune ; à tel point qu'il est difficile même de dire s'il y a là altération. Au dos, de larges surfaces jaunâtres descendent jusqu'aux lombes.

Bras droit.—A partir du moignon de l'épaule, où l'on voit une tache diffuse d'un jaune peu prononcé, jusqu'au niveau du poignet, la peau est d'un blanc mat bien sensible surtout dans le sens de la flexion. Les poils qui sont nombreux et longs n'ont pas éprouvé d'altération ; ils restent bruns. Au dos du poignet existe une plaque jaunâtre irrégulière, allongée transversalement, de deux centimètres de largeur. La face dorsale de la main est d'un blanc laiteux très-prononcé. Cette coloration, passant dans les intervalles interarticulaires, va gagner la face dorsale de la première phalange des quatre derniers doigts, et s'arrête au niveau des articulations de la première avec la deuxième phalange. Le reste de la peau jusqu'aux ongles est d'un jaune sale.

A la face dorsale des articulations métacarpophalangiennes on voit un disque, d'un jaune comme bronzé, dont la couleur contraste, d'une manière très-prononcée, avec la décoloration du dos de la main ; enfin la face palmaire de la main et des doigts présente une teinte jaunâtre.

Bras gauche.— A peu près même état que le droit ; seulement la coloration blanche, située aux mêmes endroits, est plus sensible.

Membres inférieurs.— A la partie antérieure des cuisses, jusques et y compris les genoux, bande d'un jaune peu prononcé. Partout ailleurs la peau offre une teinte blanche moins vive qu'aux mains, mais plus sensible qu'au cuir chevelu. Les poils ne sont nulle part décolorés. La peau du scrotum conserve sa couleur normale ; celle de la verge est décolorée jusqu'au prépuce.

Traitement, chicorée, sirop de gentiane, bains sulfureux, fumig. sulfur. Le malade sort le 17 août, à peu près dans le même état qu'à son entrée. (Chausit, *Annales des malad. de la peau*, t. 3, p. 37.)

Observation VII.— Ignace Weber, Bavarois d'origine, quarante-huit ans, peintre en bâtiments, cheveux châtains, muscles très-développés, constitution athlétique, a été très-fort avant d'avoir été malade. Son père a vécu cent trois ans, sa mère a près de cent ans et se porte bien ; lui-même a toujours joui d'une bonne santé ; jamais il n'a fait d'excès. Attaché à l'armée française en 1807, il a quitté le service en 1814 ; a eu deux blessures, deux fois des accidents syphilitiques dont il fut bien guéri par un traitement mercuriel. En 1812, une voiture lui passa sur le corps et lui fractura plusieurs côtes ; il cracha souvent du sang et eut la respiration difficile.

Rentré dans la vie civile, il apprit l'état de peintre. En 1823, il commença à tousser. En 1824, à la suite de pertes pécuniaires, il eut une éruption cutanée (prurigo) qui disparut rapidement. Il fit une nouvelle maladie de poitrine en 1825. Une nouvelle perte d'argent le conduisit à l'hôpital en 1833, et alors il vit des taches blanches apparaître sur ses mains, et ses cheveux blanchir. Il tousse beaucoup et souffre de la poitrine. Au commencement de l'hiver dernier, les taches cutanées disparurent et les autres accidents augmentèrent; il fut atteint de fièvre tierce très-rebelle; et, avec le printemps, ses taches reparurent. Symptômes d'affection du cœur et symptômes de coliques des peintres.

Etat de la peau. — Le cuir chevelu est décoloré et uniformément blanc. Des taches blanches plus ou moins larges, mais en général petites et semblables à des gouttes de liquide, se montrent à la partie inférieure du visage et surtout près de la bouche et du menton; une autre beaucoup plus grande, irrégulièrement allongée, sous le menton, se porte d'un côté à l'autre, en suivant le bord de la mâchoire. D'autres taches beaucoup plus nombreuses parsèment la base du cou et le sommet de la poitrine, les unes disséminées, les autres groupées en masse, et forment par leur réunion de larges macules irrégulières et non uniformément blanches. Sur la partie inférieure du thorax en avant et latéralement, mais principalement à droite l'achrôme forme de larges plaques, plus ou moins irrégulièrement arrondies, dont quelques-unes ont plusieurs pouces de diamètre, dont la principale, lisse et brillante repose, en avant et à droite, sur la partie inférieure du thorax, et sur l'hypocondre, dont une autre, presque continue avec celle-là, embrasse la base du pénis, et s'étend sur la plus grande partie des bourses. Enfin l'achrôme forme aux membres supérieurs de petites taches, comme des gouttelettes rares et peu visibles sur les bras et les avant-bras, mais beaucoup plus nombreuses sur les mains et les doigts, surtout à droite. Il a décoloré régulièrement les extrémités de tous les doigts dans l'étendue d'un pouce environ, et la peau paraît là plus lisse et plus fine que sur le reste des organes. Le membre inférieur gauche ne présente aucune trace de cette altération; mais sur le droit on trouve de grandes plaques ou bandes blanches qui descendent sur la face interne de la cuisse jusque près du genou; quelques petites taches à la jambe; il y en a eu aux pieds, mais elles ont disparu. Les poils ne sont pas blancs partout où la peau est blanche; quoique tout le cuir chevelu soit blanc, on trouve encore beaucoup de cheveux noirs, moins à droite qu'à gauche. A la face, on voit des poils noirs sur des taches blanches, et des poils blancs là où la couleur de la peau est normale. Sur le ventre et aux parties génitales, sur les taches blanches comme sur celles de couleur naturelle, les poils sont blancs. Outre l'achrôme, la peau du malade présente plusieurs nuances. Sur toute la partie postérieure du tronc et sur une grande étendue des membres, couleur naturelle, mais un peu foncée. En avant et dans les différents points indiqués, taches blanches laiteuses au devant de la poitrine et du ventre, et taches voisines de l'achrôme, mais moins blanches (peau de femme ou d'adolescent). Commencement de décoloration; teinte fauve ou brune à la face et sur le dos des mains et des poignets, à la partie antérieure droite du ventre; à l'aine et aux cuisses, correspondantes, taches analogues aux pannes hépatiques; éruptions prurigineuses aux membres supérieurs avec démangeaison vive.

Sensibilité un peu diminuée aux extrémités décolorées des doigts, mais ressentant plus vivement et plus désagréablement l'impression prolongée des corps chauds. Sur les autres parties du corps, sensibilité égale. La décoloration est plus prononcée du côté où existe la maladie de poitrine.

Cet homme meurt d'un érysipèle après lequel on ne peut que difficilement étudier les altérations cutanées.

Autopsie. — Epanchement dans la poitrine et fausses membranes épaisses; épanchement dans le péritoine; hypertrophie de la rate; foie sain. (Gerdy jeune, *Revue médicale*, t. 4. p. 342, 1834.)

Vitiligo accidentel général.

Observation Ire. — Un nègre du colonel Filcomb, s'étant brûlé plusieurs parties du corps en maniant une chaudière de sucre, reprit une peau blanche aux mêmes endroits, blancheur qui gagna peu à peu les autres parties du corps, jusqu'à le rendre partout aussi blanc qu'un Anglais. Cette nouvelle peau était si tendre qu'il s'y élevait des pustules au soleil. (*Hist. des voyages*, t. 15, p. 614.)

Observation II. — Henry Moss, nègre esclave, vit tout à coup la couleur noire de son corps devenir blanc de chair. Cette décoloration mit cinq ans à s'étendre sur tout le corps ; elle commença par le bout des doigts, et de là s'étendit graduellement sur le reste du corps. Sa laine se changea en cheveux. Aucun changement dans les habitudes n'avait précédé cette métamorphose. La peau changea d'abord de couleur aux endroits où les vêtements exerçaient une certaine pression et où le travail produisait un resserrement, comme au tronc et aux doigts. (Rusch, *Americ. philosophic. transact.*, t. 4, p. 259.)

OBSERVATION III. — Charlotte est une femme de trente-quatre ans; sa peau est aussi belle que celle d'une demoiselle de race caucasique, et, à onze ans, elle était aussi noire que celle d'une Africaine. A l'âge de dix ans, elle fit une maladie à la suite de laquelle une tache blanche apparut sur la partie antérieure de sa tête. Cette tache grandit graduellement, quoique lentement. Bientôt d'autres taches apparurent en différents points de la face, qui finit par devenir complétement blanche au bout de six ans. Quand la face fut blanche, tout le reste du corps blanchit dans une semaine. Tout le corps est blanc; les cheveux sont blanchâtres, mais ont conservé l'aspect des cheveux du nègre, yeux noirs. La peau présente des taches de rousseur et se hâle facilement au soleil. Charlotte est une bonne servante, d'une intelligence ordinaire; elle a dix enfants tous aussi noirs que leur père, Africain pur sang. (Dr Hood of Whiteville, *American journal*, january 1854, p. 281.)

FIN.

www.ingramcontent.com/pod-product-compliance
Ingram Content Group UK Ltd.
Pitfield, Milton Keynes, MK11 3LW, UK
UKHW020330220726
13923UKWH00003B/1486

9 782019 287726